PHILOSOPHIE

ET

PHYSIOLOGIE

CLINIQUES

DE L'ALIÉNATION MENTALE

Par le docteur Henry BONNET

Directeur-Médecin en chef de l'Asile public d'Aliénés de Châlons-sur-Marne

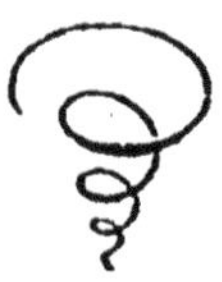

PARIS

G. MASSON, éditeur

Librairie de l'Académie de Médecine

120, Boulevard Saint-Germain, 120

PHILOSOPHIE

ET

PHYSIOLOGIE

CLINIQUES

DE L'ALIÉNATION MENTALE

Par le docteur Henry BONNET

Directeur-Médecin en chef de l'Asile public d'Aliénés de Châlons-sur-Marne

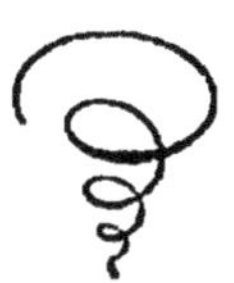

PARIS

G. MASSON, éditeur

Librairie de l'Académie de Médecine

120, Boulevard Saint-Germain, 120

1882

À Monsieur PAUL BERT

Membre de l'Institut

Ancien Ministre de l'Instruction publique.

Souvenir de profonde sympathie.

PHILOSOPHIE & PHYSIOLOGIE

CLINIQUES

DE L'ALIÉNATION MENTALE

Bien que l'histoire nous indique, et à ne point s'y tromper, que, depuis Hippocrate, les anciens n'ont pas méconnu l'aliénation mentale, on peut assurément dire que la science médico-psychologique ne prend sa véritable date que du commencement du siècle. Tout en ayant le droit de lui assigner une dichotomie symptomatique indéniable et spéciale à elle-même, il faut de toutes façons convenir qu'elle est très-complexe parce que son alliance doit être très-étroite entre la métaphysique, la physiologie et la clinique, et parce que la question sociologique lui est intimement unie.

Peu à peu le progrès expérimental et le rationalisme ont débarrassé l'enfant de ses langes, et l'on peut être certain que la génération qui va nous suivre ne verra plus cette science livrée aux conceptions aventureuses du monde, et que le monde se rendant un compte exact et humanitaire des maladies mentales, comme il le fait pour d'autres maladies du corps, n'aura plus la répulsion qu'il a encore pour les aliénés injustement considérés par lui moins comme des malades que comme des parias.

Ce ne fut certes pas la faute de Pinel, d'Esquirol, et de tous les maîtres qui nous ont précédé. Tout en laissant à la philosophie le rôle qui lui convient, ils ne pouvaient lui abandonner, sans analyse matérielle, le fil conducteur des facultés et laisser à un dogmatisme trop spéculatif le déterminisme des forces d'évolution avec la résultante finale.

L'organicité primordiale, ses erreurs de développement, ses viciations ou transformations acquises furent toujours le criterium d'une observation pleine de méandres, mais qu'ils n'ont jamais pour cela, et même à cause de cela, distrait d'un positivisme réfléchi.

Ils n'ont jamais dit à la métaphysique qui, elle, était absolue en voulant être tout, ils n'ont jamais dit : « Tu ne seras rien ; » mais, ils prétendirent, ayant charge de science, d'éducation et de rénovation d'avenir, ne pas, dans la limite de leurs moyens, laisser flotter la pensée humaine dans la pure abstraction ; ils voulurent la soustraire aux trompeurs mirages d'un classisme d'école ou d'une théogonie peu en rapport avec ce qu'a appris et ce qu'acquiert le monde moderne qui ne veut plus, sous aucun prétexte, d'empirisme intellectuel et moral. Ils n'admirent pas l'esprit indépendant de la matière et, en professant la rigoureuse intimité de l'organisme avec l'entendement et le moral, ils ne pouvaient que donner à la philosophie et à la théologie réduites à leurs ressources traditionnelles que d'insurmontables difficultés pour la Genèse et l'explication des choses.

Qu'on veuille se reporter quelques cinquante ans en

arrière; qu'on assiste aux luttes que Georget, le créateur de
la médecine légale psychique, entamait haut la main bien
avant les hommes actuels. On sera profondément contristé
en pensant à la somme de luttes qu'il dût engager contre la
magistrature, ainsi qu'aux difficultés et aux moqueries que
lui suscita le journalisme ignorant de l'époque; mais il
apportait son contingent aux réformes de Pinel et d'Esquirol,
maintenait et continuait la doctrine, et il cherchait à indiquer la voie régulière que devaient suivre après lui les
écoles medico-psychologiques du monde entier.

Baillarger, Falret, Moreau (de Tours), etc., sont entrés
délibérément dans le champ de l'organisme qu'agrandissent
et perfectionnent, chaque jour, les travaux de savants tels
que Luys, Magnan....., et de toute la brillante cohorte dont
je ne peux, malgré moi, citer tous les noms, mais qu'enregistrent sans cesse les Annales pour servir de protocole à
la génération qui nous suit et qui ne peut plus, les premières difficultés étant levées, que marcher d'un pas sûr
dans le chemin tracé. Insensiblement la science s'est
républicanisée et s'est donné une solidarité sociale et uni-
verselle.

La théologie reconnaît une autorité supérieure à la raison
et asservit la pensée à l'inconnu. — La science, elle, n'est
point despotique et absolue; impartiale, elle n'en appelle
qu'à la souveraineté expérimentale.

L'ancienne philosophie avait sa pratique, son esthétique,
son économie, sa politique, sa morale. La science moderne
doit tout remplacer par le positivisme qui remonte à Hippocrate et à Galien et sur lequel seulement doit s'étayer la

raison. *To be or not to be*; l'idée ne veut plus que du vrai, et elle triomphera forcément de tous les paralogismes et de toutes les clandestinités.

L'intelligence est asservie par les organes, disait Galien.

Sans nier l'essence intangible que le spiritualisme appelle « âme » et qui n'est, en réalité, que l'union étroite de l'intelligence et du moral, Bichat n'a pu la séparer des lois physiques, et il lui refuse une entité et une indépendance spéciales, puisqu'il soumet à la vie organique tout ce qui est relatif aux facultés.

Notre savant maître, Baillarger, ne peut s'empêcher de comprendre dans toute manifestation morale, instinctive ou purement intellectuelle, au moins deux éléments, une force et un organe. Le docteur Dally résume puissamment et avec vérité la question quand il dit que la psychologie n'est autre que l'étude dynamique du cerveau.

De grands esprits, Leibnitz, Descartes (malgré son dualisme) sont entrés dans la physique générale, et certes ils ont dû avoir parfois la pensée que les écarts de la raison ne sont, le plus souvent, selon l'expression de Fodéré, qu'une maladie réelle.

Diderot disant que celui qui a pratiqué la médecine comprend bien seul pertinemment la métaphysique parce qu'il a vu la machine tranquille ou furieuse, saine ou brisée ; Cousin, s'écriant que l'univers entier ne l'atteint qu'à travers l'organisme, nous montrent l'impartialité de philosophes qui ont voulu mettre de côté toutes conceptions imaginatives plus ou moins séduisantes ou forcées et qui repoussent un dogmatisme toujours insuffisant pour ne s'adresser directement qu'à la chose concrète. Ils ont aperçu la nette vérité; mais, vivant à une époque où la science n'avait pas les bases rationelles de l'heure présente, et où les règles expérimentales ne s'étaient pas produites, ils ne pouvaient, malgré leur génie, trouver le sentier qu'ont tracé pour aujourd'hui et pour les générations qui vont nous succéder les conclusions inéluctables de la science positive ; mais, leur grande vision sentait l'éclaircie des choses.

L'esprit de l'homme, dit Descartes (et peut-être malgré lui), dépend si fort du tempérament et de la disposition des organes que, s'il est possible de trouver un moyen qui rende communément les hommes plus sages, c'est dans la médecine qu'il faut la chercher.

Quel objet, avance de son côté Pinel, plus merveilleux et plus difficile à concevoir que la nature des fonctions de l'entendement humain, leur développement progressif, leurs divers degrés d'énergie, leurs changements par des impressions physiques et les aberrations qu'elles peuvent en contracter.

Maine de Biran battit en brèche les psychologues purs, et aujourd'hui la doctrine du simple bon sens tant prônée par les hommes du temps de Georget, cet homme admirable qui sut lutter avec une inconcevable énergie, et prônée encore aujourd'hui grâce à l'instruction qui se répand partout, la doctrine du simple bon sens trouva dans les descendants de Pinel qui ont répondu aux noms de Falret, Baillarger, Moreau (de Tours), Renaudin....., des adversaires impitoyables ; elle trouva, en médecine légale, dans les mains des Aubanel et des Morel une vigoureuse attaque, et l'on peut s'apercevoir aujourd'hui que la magistrature, à part de rares exceptions, n'a plus en aliénation mentale les mêmes concepts qu'elle avait dans le milieu de ce siècle. La doctrine du simple bon sens ne tient plus qu'aux lambeaux de l'utopie quand elle se trouve en la puissance de sévères physiologistes, comme Luys et Poincarré par exemple, et à côté des hommes de la nouvelle école dont Bichat est pour moi le précurseur incontesté.

L'*Homo duplex* n'a jamais été et ne sera jamais qu'une erreur spéculative. L'entendement et le moral sont intimement liés au fonctionnement régulier de nos appareils et, sans entrer dans le règne de la folie, pas n'est besoin d'énumérer la quantité, soit de physiologies passagères, soit de maladies réelles qu'accompagnent ou suivent des bizarreries ou carences d'esprit. Aussi a-t-on dû de plus en plus s'affranchir du dogme imposé à la raison par le joug d'une métaphysique aussi absurde que peu immuable ; c'est ce qui constitue le génie de l'école expérimentale qui se refuse à la rétrogression du progrès.

Malgré la nature merveilleuse et la délicatesse des manifestations psychologiques, il est impossible, a dit Claude Bernard, de ne pas faire rentrer les phénomènes cérébraux comme tous les autres phénomènes des corps vivants dans les lois d'un déterminisme scientifique.

En parlant comme nous le faisons, nous attirons infailliblement sur nous le reproche de matérialisme. Il n'y a pas de matérialistes dans le sens qu'y attache une théologie trop personnelle qui voudrait renfermer l'éducation dans le déluge biblique et la trompette de Josué ; mais, bien qu'on fasse, la science, comme la goutte d'eau, creuse insensiblement sa place, et peu à peu elle s'établira chez les individus les plus réfractaires ; c'est fatal.

Je me trouvais un jour avec Morel chez mon illustre maître et ami Claude Bernard. « J'ignore complètement, nous disait-il, la querelle qu'on fait aux hommes de science par le mot *matérialisme*. Pour moi je ne sais ce que cela veut dire ; je ne fais que m'attacher aux conditions de biologie physiologique qui sont à la portée de mes sens ; autrement, je ne m'attache pas aux causes premières pour lesquelles j'avoue une complète ignorance, et je me garderai bien de m'y attaquer. »

Il n'y a donc pas de matérialistes selon la description qu'en fait le chauvinisme du monde. Il n'y a que des observateurs qui n'admettent plus, d'où qu'elles viennent, la tradition et la spéculation sans contrôle et qui n'enregistrent la vérité qu'après le positivisme de l'examen. Quant au spiritualisme distrait des conditions physiques laissons-le avec son subjectif ; c'est un leurre essentiel.

Les qualités d'entendement et de moral ne prennent vraiment leur caractère d'entité qu'autant qu'il y a intégrité dans les expressions moléculaires de la matière. Pas de fonctionnement psychologique pur sans fonctionnement physiologique normal. De la désharmonie de ce dernier, soit éphémère, soit durable, naissent les imperfections de l'autre ; *mens sana in corpore sano*. Mais, il ne faut, ce me semble, ne donner le rôle tout essentiel qu'au principe de la fonction sans s'inquiéter toujours de certaines malformations organiques qui sembleraient de prime-saut exclusives de virtualités psychiques naturelles. Ainsi Lombroso, Bordier, Paul Bert, ont attiré l'attention sur une espèce d'évolution régressive dans les crânes de criminels qui semblerait indiquer un atavisme fatal. Faudrait-il, pour cela, placer ces criminels dans la zône moyenne déterminée par Mundsley, entre la sanité et l'insanité d'esprit ? La conclusion ne serait peut-être pas probante puisque nous rencontrons des hommes fort intelligents et fort moraux qui ont des cranes très-défectueux. Je crois donc qu'on est forcé d'en arriver à ceci que c'est de l'état correct de la fonction physiologique des appareils nerveux que dépend la validité des expressions psychiques. Toutefois, je suis loin d'être exclusif et je ne refuse pas l'anomalie anatomique qui, dans beaucoup de cas, offre une importante gravité pour la connexion, avec les lois élémentaires du fonctionnement.

Quoi qu'il en soit, le courant actuel s'est accentué. On en revient à la philosophie analytique d'Aristote ; on ne veut point d'explications préconçues ; on prétend ne plus s'endormir dans un sommeil dogmatique et dans une orthodoxie dont le spiritualisme est l'ennemi né des véritables conclusions. La physiologie, selon le mot de Claude Bernard, doit éclairer la psychologie. C'est, en effet, par l'étude de la structure et des fonctions des corps organisés, par l'exploration critique de leurs phénomènes, que doit toujours tendre à s'agrandir l'empire de l'homme sans s'adonner aux rêveries des substances immatérielles et sans vouloir s'élancer dans de vagues espaces qu'on ne saurait atteindre.

On ne doit s'arrêter qu'aux faits, ce qui n'empêche pas le respect pour les causes occultes.

C'est dans cette voie des faits et de l'expérimentation que la plupart des philosophes, après avoir été très-incoercibles, entrent aujourd'hui avec une impartiale résolution parce qu'ils trouvent justement que le développement des intelligences ne peut qu'être faussé par les solutions dogmatiques et que la métaphysique doit tout gagner en adoptant les faits nouveaux et les critiques d'observation qui, depuis vingt ans, ont remué si profondément la science.

C'est ainsi qu'un homme d'un immense talent, Paul Janet, sans renoncer à ses traditions philosophiques, m'a paru cependant abandonner les vieux procédés scholastiques et, reprenant Descartes, il a voulu voir de près les choses, et n'a pas dédaigné l'acceptation des conséquences progressives de la science moderne. Nous inclinons à croire qu'il a cessé de rouler autour d'un idéal psychique, qu'il a scruté les liaisons intimes de la vie avec les expressions fonctionnelles psychiques ; et il a pu se convaincre que l'anatomie, la physiologie, le fonds clinique, tout ce qui constitue enfin l'essence causale et l'observation sont les seules sources productives et non pas une incidence.

Déjà, il y a près de quarante ans, Moreau (de Tours) déclarait que les maladies mentales, quelle que soit la cause éloignée ou prochaine, dépendaient d'une lésion plus ou moins appréciable. J'ai souvent entendu dire à Rostan que, si nous ne trouvons pas toujours l'altération dans les maladies cérébrales, c'est que nos moyens de recherche étaient encore imparfaits ; c'est, ajoutait-il, que la physiologie n'a pas encore fini d'agir avec elle-même. Il entrevoyait l'avenir et était un prophète conscient des beaux travaux de Luys et de l'école actuelle.

Qu'on s'adresse à l'homme dans un état de santé physiologique ou à l'homme atteint d'imperfections psychiques, la condition somatique a son cercle de lois indéfectiles. Si, dans la vie ordinaire, les excitations ou dépressions cérébrales amenées par toutes les vicissitudes physiques ou morales auxquelles nous sommes soumis perturbent la condition physiologique naturelle, le fait s'accentue dans le mode pathologique ; c'est une affaire de relation entre l'unité et la puissance qui égale l'infini. C'est l'échelle de progression de la force et de la résistance vitales.

Si la simple fatigue de l'esprit, le surmenage du travail de la pensée donnent un ébranlement au dynamisme de la cellule en abaissant ou suractivant ses lois fonctionnelles, la résultante sera au détriment des forces réparatrices de la nutrition, et une caractéristique incorrecte du rendement physiologique s'accusera ; il y a déjà accident mental. Supposez des impressions suraiguës, des passions excessives ou furieuses, le trouble sera plus fort ; le dynamisme circulatoire sera davantage atteint en offrant des symptômes de pléthore ou d'anémie ; le travail de renouvellement des infiniment petits se modifiera, et toujours on verra le déterminisme fonctionnel, en s'éloignant de sa voie normale, se manifester par des révélations maladives de divers ordres et plus ou moins durables selon la nature des terrains et selon les intensités ou persistances étiologiques. L'accentuation des faits est plus formelle quand la physiologie de l'être est devenue franchement pathologique. On en voit sans cesse la pertinence chez l'aliéné qui marche graduellement à une usure fatale sans qu'il y ait clarté de travail morbide ; depuis longtemps l'influence cérébrale avait retenti sur les autres appareils nerveux, et réciproquement ; l'innervation vaso-motrice s'était contrariée ; le mode nutritif avait subi des altérations, et la vie s'émoussait insensiblement faute de réparation normale hystologique ; tout-à-coup l'individu s'alite, et le marasme se produit sans secousses ; d'autres fois, on constate une véritable maladie incidente dont les prodrômes ont été longtemps larvés, dont quelques symptômes n'ont apparu qu'en dernier lieu, dont la marche enfin est complètement differente de celle des mêmes affections observées dans la vie extérieure ou dans les hôpitaux ordinaires, et dont il ne faut voir les motifs que dans les transformations de l'innervation qui *ont imprimé une tournure différente à la maladie.*

Il est donc des genèses à bien mettre au jour, et ce sera l'effort de la fin de ce siècle au fur et à mesure du dégagement et de la diffusion des connaissances positives soutenues par les rigueurs de l'observation.

Je ne saurais trop répéter qu'on n'a pas jusqu'ici assez approfondi les maladies incidentes des aliénés qui sont loin d'être toujours aussi incidentes qu'elles le semblent au premier abord.

Dans l'attaque primitive du cerveau, sa fonction subit des désordres de nutrition, et le retentissement atteint le reste de l'organisme. Inversement, divers dérangements ou lésions atteignant tels ou tels points du corps transmettent leur influence au cerveau dont le travail pathologique s'accusera par la folie. Tous les appareils, depuis la peau jusqu'aux organes splanchniques témoignent d'une connexité que l'étude clinique nous rend chaque jour plus évidente. A l'autopsie, on est constamment frappé par la vue de lésions organiques à date fort ancienne qui ont passé inaperçues sans que rien chez le sujet se soit le moindrement dévoilé et qui sont évidemment la source originelle des déterminations cérébrales tandis qu'on aurait été porté à croire qu'on a affaire à une maladie incidente survenue dans le cours de la maladie mentale.

L'aliénation n'est donc pas une maladie ; c'est un grand symptôme expressionnel de toutes les affections qui forment le contingent des pathologies, soit interne, soit externe. Ce symptôme n'a germé et mûri que parce qu'il a trouvé son mécanisme propre et ses terrains propres.

Si les philosophes, les moralistes, et même des médecins, viennent à négliger les observations premières des dynamismes nerveux, comment voudraient-ils pénétrer les phénomènes secondaires ? C'est par une synthèse rigoureuse s'appuyant sur les faits analytiques qu'on arrive au déterminisme de Claude Bernard.

Dans le délicat réseau de cellules multipolaires où s'accomplit le travail cérébral, où les sensations viennent former l'impression, où l'idée éclot et se condense en raisonnement, où la volonté s'exerce, il y a un renouvellement incessant de la particule organique soumise aux mêmes lois de circulation et de nutrition que le reste de notre être. Rien n'y a lieu qui ne soit ressenti par le système entier.

Et, en effet, tous les éléments du système nerveux, malgré leur propre hétérogénéité, forment une vaste association dont les courants ascendants (*phénomènes inconscients*) et les courants descendants (*phénomènes conscients*) ont un but de formelle unité. Leur connexité est des plus étroites, et de leur mouvement régulier ou anormal naissent la régularité ou la désharmonie de la fonction. Derrière tous ces processus qu'on ne doit pas envisager d'une façon seulement abstraite se placent les conditions innombrables des actions reflexes qui, tout en formant la partie élémentaire de la vie nerveuse, sont multiformes à l'infini dans leur reproduction et exercent une influence despotique sur tout l'organisme. Si les excitations périphériques transmises aux centres médullaires par les nerfs sensitifs affectant telle corne postérieure de la moëlle se propagent dans un ganglion jusqu'à une corne antérieure pour être reportées par un nerf moteur et produire telles ou telles contractions musculaires, il en est de même pour la vie psychique ; et, tous nos sentiments, nos idées, nos volontés, tous nos phénomènes de conscience sont soumis au même cycle, à la même génération de faits, *et de quelque point du corps que viennent les excitations.* C'est une loi hygide inéluctable ; et, c'est dans les hémisphères cérébraux que se sont propagés et condensés les actes reflexes en se donnant de préférence un lieu d'élection dans les courches corticales pour ressortir au monde extérieur sous telle expression intellectuelle et morale. Les irritations périphériques, par leur vibration ascendante, impressionnent les cellules cérébrales conscientes, déterminent des mouvements moléculaires et donnent des troubles de circulation et de nutrition d'autant plus graves que la force vibratile est plus puissante et la volonté moins efficace à faire réagir la cellule cérébrale contre l'impression reçue. D'un autre côté, on voit des émotions violentes de tel ou tel ordre qui donnent une suractivité à la cellule cérébrale et déterminent un mouvement vibratile ressenti par toutes les cellules voisines et qui enrayent l'évolution des idées ; la volonté qui semblerait posséder une spécialité régulatrice n'aura plus, à certaine heure, d'effet sur les modifications histologiques ; et, dès lors, le mouvement vibratile descendant se manifestera par des morbidités organiques subites.

On voit donc que la physiologie corrobore la clinique ; on voit que le somatisme cérébral, en engendrant une expression psychique, retentit sur le corps entier, absolument comme les somatismes de ce dernier, en altérant secondairement le cerveau, produisent aussi tels ou tels phénomènes d'entendement et de moral. Tout se tient dans l'être, et la folie vient de partout.

De plus en plus on est donc forcé de ne reconnaître qu'une unité dans les deux substances, corporelle et spirituelle, et de repousser l'hétérogénéité que certains philosophes admettent encore, tout en se ralliant insensiblement à la bannière du positivisme expérimental.

L'aliénation mentale est un trouble de toutes les sensibilités. On ne saurait assez se pénétrer de cette vérité quand on est appelé à regarder les dérangements d'esprit. Tous les médecins aliénistes le savent ; mais, de nouveaux exemples doivent encore me servir à le démontrer. Qu'on me permette .le sacrifier, pour un instant, règle et méthode à cette vérité qui ressort constamment avec la plus grande clarté à l'œil de l'observateur.

Mon éminent ami Luys raconte l'incident suivant : « Le chirurgien Baudelocque avait, dans les derniers temps de sa vie, perdu la conscience de son corps. Lui demandait-on ? : — Comment va la tête ? — La tête ! Je n'ai plus de tête, disait-il. — Si on lui demandait son bras pour lui tâter le pouls, il disait qu'il ne savait où il était. Il voulut, un jour, se tâter le pouls à lui-même ; on lui mit la main sur le poignet gauche ; il demanda alors si c'était bien sa main qu'il sentait. »

« Une dame, dit encore Luys, atteinte d'excitation émotive, et qui était anesthésique, m'affirmait qu'elle ne sentait plus rien autour d'elle, qu'elle était dans le vide, que son corps n'avait plus de poids et qu'elle était sur le point de s'envoler. »

Il ajoute encore : « Chez une malade atteinte de stupeur prolongée et morte en cet état, j'ai pu constater une anémie des plus caractéristiques de la substance cérébrale qui était en quelque sorte, larvée et privée de matériaux sanguins. »

Donc, troubles des sensibilités occasionnant le déterminisme mental.

Auzouy cite l'exemple d'un jeune homme très-bien doué qui devint subitement aliéné. L'examen constate que le malade était complètement anesthésique et que ce malade, en rentrant en possession de sa sensibilité cutanée, recouvrait sa raison et qu'il reprenait celle-ci quand il était, à nouveau, frappé d'anesthésie.

Renaudin, je crois, est le premier qui ait parlé des états mentaux produits par les conditions de la peau.

A mon tour, je citerai l'exemple d'un maniaque halluciné ; je peux lui piquer autant que je veux toutes les parties du corps, à l'exception du dos qui est très-douloureux.

Parlerai-je des hallucinations du sens intime que Macario a appelées ganglionnaires, hallucinations qui sont si certaines et qui font souffrir les malades jusqu'à les pousser au suicide ?

Je puis donc dire sans crainte : Les extravagances ou misères des aliénés qui amusent le public ou excitent sa curiosité sans la moindre émotion charitable de sa part, qui ont fait considérer longtemps ces malheureux comme des possédés et, aujourd'hui, comme des êtres exceptionnels à la société ; ces extravagances, nous seuls les envisageons calmement ; nous seuls les respectons parce que nous pouvons dire qu'elles appartiennent à des malades. Et j'ajouterai : « Grands comme petits, contempteurs de la science et de l'hospitalité spéciale, vous êtes tous sujets aux atteintes de sensibilité ; vous êtes tous enclins à une affection quelconque qui portera dommage à votre cerveau. Ne voyez donc plus dans la folie une maladie à part digne de toute expulsion, mais une maladie ayant droit aux mêmes commisérations que celles de tout l'organisme, parce que vous ne pouvez savoir la minute précise où elle peut vous empoigner. La physiologie, et je ne m'y appesantirai plus, nous indique suffisamment les marches de processus:

« Une dame de la classe aisée se trouve atteinte d'aliénation mentale caractérisee par des conceptions délirantes nosomaniaques et hypocondriaques se rattachant évidemment à des lésions ganglionnaires dont le retentissemeut reflexe sur le cerveau a fini par perturber celui-ci dans son fonctionnement régulier. Le sensorium n'assimile et n'enregistre les sensations venant des autres parties non altérées du système périphérique qu'au profit des sensations maladives; d'où un fonds de conceptions délirantes. La malade se dit pleine d'eau ; la sensibilité gustative a disparu, ou bien le goût interprète faussement les aliments. De là incoercibilité d'alimentation et tendances au suicide. C'est aux hémorrhagies de l'âge critique qu'il faut, en grande partie, rapporter les troubles nerveux et psychiques. Des chagrins domestiques ont pu, en se greffant sur le mal, amener un nouveau coefficient aux douleurs physiques ; mais, il n'est pas moins vrai que le mal de ventre continuel, l'hémorrhagie, les lésions splanchniques ont déterminé l'état mental. Un jour, cette malade me dit : « Mais, vous voyez vous-même; je suis insensible. » Je pique très-sérieusement plusieurs parties du corps; anesthésie complète et pas le plus petit jaillissement de sang. Voilà un exemple encore bien frappant des troubles de la sensibilité accompagnés d'un exemple non moins frappant des altérations du système vaso-moteur.

Je passe sur les natures plus ardentes, plus émotives, plus passionnées, sur les constitutions à délicate impressionnabilité ; mais, que la folie puisse sortir de germes répandus dans l'organisme, nul ne l'a peut-être aussi bien compris que Morel.

« Depuis la simple névralgie, dit-il, jusqu'à cet état que Cerise a si bien décrit sous le nom de névropathie protéi-forme et, depuis cette névropathie qui, pour des milliers d'individus est un temps d'arrêt, jusqu'à l'aliénation men-tale la mieux consommée, l'œil de l'observateur embrasse un cercle immense dont les degrés peuvent être fixés par la pensée et correspondent à autant d'états maladifs différents qui ont la douleur et l'irritabilité pour points de départ et la folie pour couronnement. »

Voici un fait d'une malade qui est sortie guérie de mon service après avoir été atteinte d'une compromission men-tale par suite d'un changement de vie, du séjour dans une communauté religieuse. Elle était dans un état de stupeur qui n'a pas tardé à faire place à un peu de confusion d'idées, et à une timidité dénotant du réveil dans les facultés et l'approche du mieux. De mes renseignements il ressortait manifestement que le confesseur de la jeune femme l'avait obsédée tellement pour la faire entrer dans la vie religieuse qu'elle avait fini par lui céder ; à la veille de prononcer ses vœux, la pauvre enfant qui voyait la séparation éter-nelle d'avec le monde et les siens avait senti l'horrible de sa position ; dès lors, la crainte de ne pouvoir se plier aux exigences de la vie religieuse avait exercé sur elle un despotisme de tout instant, et elle avait senti sa raison s'égarer. Assistant à l'entrevue de la malade avec sa famille quand elle fut rendue à cette dernière, j'ai pu juger de l'émotivité surprenante que la jeune fille a développée quand elle a senti qu'elle était débarrassée du joug et qu'elle rentrait sous la protection et l'affection de ses parents. Il n'est donc pas douteux qu'une extrême sensibilité ébranlée a amené une forte modalité dans la physiologie des éléments cérébraux et a déterminé une folie à peu près instantanée. Ici il y a eu exagération de la sensibilité au début, et notamment de la sensibilité affective. C'est cette sensibilité, *éparse dans l'organisme*, et qui a son écho au sensorium, qui a agi sur la sphère psycho-intellectuelle ; et, j'entends par cette expression la région de la substance corticale où les excitations physiques déjà épurées se transforment en phénomènes psychiques. Il y a eu paradoxe d'éréthisme et, par suite, lésion mentale.

« Tel est, dit Luys, le degré de sensibilité physique, tel est le degré de sensibilité morale. »

Une jeune fille d'autant plus impressionnable qu'elle était au commencement de sa formation et qu'il y avait des irrégularités dans ses conditions physiologiques fut conduite plusieurs fois aux sermons d'un père jésuite qui prêchait une mission. Elle devient triste, morose, aigre, et tombe dans une stupeur béate avec alternances de vociférations où elle mêlait le ciel et l'enfer. Elle me fut amenée. Ses règles s'étaient totalement arrêtées, et l'anémie était intense. Sous l'influence de l'isolement, de distractions, de promenades, de soins thérapeutiques appropriés, on vit le réveil normal des facultés s'opérer ; ce fut, chose assez curieuse, sous l'influence d'une crise hystériforme, de sanglots et de larmes profuses que l'état mental se redressa.

La guérison vint assez vite, et la jeune fille me dit que les sermons où on exaltait les anges et le paradis dans le style épouvantablement mystique que nous connaissons tous et où on lui montrait les horreurs de l'enfer, que les confessions où on ne lui parlait que de damnation, lui avaient causé des peurs et des tremblements ; puis, elle ne savait plus ce qui s'était passé en elle.

Que de faits de ce genre les aliénistes ne connaissent-ils pas où le mysticisme, par atteinte portée à la sensibilité, amène le dérangement mental, et combien de parents — les mères surtout — sont coupables de laisser vicier par des exagérations religieuses calculées l'éducation et la santé de leurs enfants.

Quand on examine un aliéné, si on se borne seulement à enregistrer les conceptions délirantes, sans souci des conditions pathogénésiques, on n'a rempli qu'une tâche insuffisante ; mais, il faut surprendre peu à peu chez les parents ou amis qui viennent voir la personne les éléments antérieurs qu'on a cachés aux enquêtes administratives et au médecin qui a constaté le dérangement d'esprit. Il faut scruter et diagnostiquer le sujet dans tous ses mouvements organiques, être obstiné dans son observation ; on finit alors par établir des comparaisons et par assister au berceau de la folie qu'on voit grandir et se développer progressivement.

Que, d'un point quelconque de l'organisme lésé le système nerveux pousse un cri vers le sensorium, cri imperceptible au début, mais persistant et opiniâtre ; qu'une sensibilité générale mise en émoi voie ses vibrations répercutées par ce même sensorium ; que ces émoussements ou défectuosités de sensibilité ne transmettent aux centres psycho-intellectuels que des impressions à génération viciée ; que ces centres eux-mêmes soient primordialement malades et s'opposent aux modalités régulières de transformation des impressions physiques de la périphérie en ébranlements psychiques — et tout cela par suite d'altérations somatiques bien vraies — telle est la règle générale de l'aliénation mentale.

Dans le travail de nos ancêtres, travail essentiellement pédagogique, — et on y revient — il faut faire la part des destructions, la part des tentatives et des projets, la part des œuvres et des résultats. On peut réduire le mouvement à trois formes : La phase des idées ; celles des utopies ; celle des extravagances.

Nous entrons aujourd'hui dans la phase des réformes.

Un homme des plus remarquables de notre temps, Tyndall, dit que la vie et la pensée sont l'épanouissement de la matière et de la force. Par conséquent, la pensée découle des propriétés fondamentales de la substance ; elle est incomplète ou nulle quand ces propriétés sont faussées. L'opposition que certains esprits ont voulu et essaient encore de rendre traditionnelle entre la matière et l'âme ne me semble plus devoir être aujourd'hui qu'une spéculation ; l'une et l'autre ne peuvent apparaître que sous les aspects objectif et subjectif d'un même mode de sensibilité. Le dualisme n'existe pas, et l'on doit rentrer avec Leibnitz dans le monisme moléculaire qui, seul, peut donner la raison des genèses et des évolutions hygides auxquelles s'en-

chaînent fatalement les propriétés psychiques et les phénomènes de conscience. Les plus petites particules de notre
agrégat, activités animées toujours en tension larvée, ont
leur sensibilité autonomique, sensibilité sur place qui se
tend progressivement pour se relier avec les sensibilités
infinitésimales voisines ; d'abord confuses, et néanmoins
toujours prêtes à se mettre en marche, ces sensibilités
n'attendent que leurs réunions pour passer de la puissance
à l'acte et pour avoir des épanouissements de telle ou telle
sorte et d'un naturalisme arrêté d'avance par les lois fondamentales de l'être, que ce soit pour les vies de relation,
végétative ou psychique. L'harmonie préétablie de Leibnitz,
étudiée de nos jours sous une autre forme, défend que rien
soit dédaigné dans l'organisme ; elle reconnaît l'activité à
chaque molécule, sa destination spéciale et une solidarité
commune. Leibnitz disait que le corps agit comme s'il n'y
avait pas d'âme ; par conséquent plus d'archée. Chaque
atôme a sa vie et, dès lors, sa tension et son but ; toutes les
sensibilités de la république des atômes ont leurs sources
indéfectibles de puissance et d'action, soit seules, soit par
association pour les appétences spéciales et les diversités
de perception ; de leurs défectuosités organiques résulte le
défaut d'accord physiologique ; la conséquence est la maladie pour l'ordre matériel ainsi que pour l'ordre psychique
qui se lient intimement l'un à l'autre et ne peuvent vivre
que l'un par l'autre. C'était, si je ne me trompe, le dynamisme de Glisson, le précurseur du grand Leibnitz ; c'était
celui d'Hœckel, de Daniel Stennert... de Tyndall qui ont
repoussé la passivité de la matière atomique. Chaque mo-

lécule a donc son autonomie, son concept de fondation, la sensibilité qui résulte de son hygidité spéciale, sensibilité qui se socialise avec celle des autres atômes et qui, tout en étant corporelle, a sa transmutation par conclusions physiologiques successives en particules incorporelles ou spirituelles qui ont, à leur tour, leur physiologie psychique mais jamais abstraite de la substance.

Le philosophe qui, avec Leibnitz, creusa peut-être le mieux la philosophie physiologique de la nature et transporta aux dernières particules moléculaires les propriétés vitales et les conséquences psychiques fut, à mon avis, Maupertuis, ce grand homme qui eut si fort à souffrir de son temps et qu'on a trop délaissé aujourd'hui. Il est difficile d'avoir montré plus de profondeur et de précision que lui dans sa lutte obstinée contre le dualisme cartésien de la matière et de la pensée. Les dernières particules de la matière sont animées, et la genèse de tout est la molécule douée d'un mode inné d'action et ayant son déterminisme propre. Tous nos éléments, je le répète, ont donc une sensibilité sourde aboutissant à des sensations spéciales qui conduisent à des déterminations naturelles et précises. La conclusion est que, pour les phénomènes psychiques, la substance et l'entendement, quoique distincts en eux-mêmes, n'en forment pas moins une unité et que c'est de l'arrangement et du consensus étroit des molécules animées que naissent la sensation, la perception et la pensée. C'est instinctivement, et par une loi de nature indélébile, que les éléments les plus ultimes de l'organisme s'unissent, s'assemblent, se corroborent pour développer les déterminismes physiolo-

giques et psychiques spéciaux. Il en résulte que la sensibilité existe aux limites infinitésimales des particules de
notre être, qu'on l'aperçoive ou non, et qu'elle y forme le
point de départ des manifestations d'impression. Que ce
soit sur place, au sensorium commune même, ou que des
processus transmettent à ce sensorium le cri des divers
atômes de notre être, l'élaboration avec sa résultante est la
même. C'est la conclusion physiologique normale de toutes
les vies propres aux atômes de notre être qui produit les
sensations, les perceptions et, en dernier lieu, le cons-
cium.

D'après ce que nous disons, nous entrons dans l'adapta-
tion du physiologisme positiviste le plus complet; et nous
avons beaucoup d'amis dans ce genre; car, si on voulait
remonter bien loin, on trouve une entente prouvant que,
quels que soient les siècles, l'aperçu du vrai a toujours eu
sa maxime; mais, cette maxime ne pouvait, à telle époque,
se faire jour, faute des conclusions de l'expérimentation de
l'école actuelle. Sans nier l'âme, Anaxagore, Empédocle,
Anaximandre, et même le poëte Lucrèce étaient des positi-
vistes; mais, en fin de compte, ce n'étaient que des pen-
seurs et des chercheurs raisonnables qui sentaient la voie
où l'on est aujourd'hui. Si l'expression positiviste s'est
élevée à des hauteurs pyramidales, c'est que le gain de la
science lui a donné des preuves techniques dont la pensée
de nos ancêtres avait entrevu la trace. Ils avaient cette immense prévision; mais ils manquaient encore de moyens;
toujours est-il que leurs inductions ramassées brin à brin
par leurs arrière-neveux ont apporté les confirmations que

propage, avec tout l'élan de la raison, la science moderne; et, ces confirmations — on ne peut plus en douter — ne peuvent être que maintenues et conduites bien loin par elle. C'est aux générations futures à donner la suite bien tracée.

On peut donc dire, comme pour les atômes sociaux, que les atômes organiques finissent par se condenser tôt ou tard en un tout commun parce que la vérité n'est qu'une.

Revenons maintenant, et après la netteté que nous avons cherché à mettre en notre digression, aux précisions que nous nous efforçons d'introduire dans les altérations mentales.

Les accidents les plus bizarres au premier abord produisent un choc cérébral qu'on ne saurait contester. Par exemple, voici le cas de Bouisson (de Montpellier), d'un jeune homme devenu aliéné à la suite d'une cataracte double. Une heureuse opération a guéri la cataracte et la folie. On peut donc dire qu'il y a eu, dans les déterminismes, doubles effets de sensibilités.

J'ai deux observations de folie survenue à la suite des douleurs fulgurantes d'un panaris et d'une névralgie dentaire. J'en ai plusieurs autres par suite de pression intra-labyrinthique.

Le fait suivant dénote avec pertinence qu'une sensibilité morbide ne peut aboutir qu'à des détériorations d'intelligence et qu'une illusion sensorielle, une hallucination, marquent la phase d'un processus, selon l'expression bien juste de Luys.

Une femme de quarante ans est atteinte de manie chronique qui s'accompagne d'un névropathisme extrême. Elle est d'une inquiétude excessive sur tout sujet et s'imagine que son mari et ses enfants sont morts. Ces craintes qu'exagère chaque jour une suractivité nerveuse des plus intenses finissent par faire dévier de leur normalisme toutes les facultés. Les sensations naturelles sont perverties. Ainsi, la malade ayant vu deux petits imbéciles de l'asile, prétend que les chaussures qu'ils portent appartiennent à sa petite famille. Voilà le point d'émergence d'une illusion sensorielle par l'idée fixe amenant un énorme surcroît d'activité cérébrale, et par suite une illusion que le jugement ne peut corriger. De l'illusion à l'hallucination la distance est faible, et elle a été franchie rapidement. La malade voit toutes sortes de choses étranges appartenant à sa famille ; elle entend les voix de ses enfants ; les aliments sont empoisonnés. L'entendement et le moral sont devenus un véritable martyrologe par suite de l'éréthisme outré de la région de la substance corticale où les impressions lumineuses se transforment en sensations nerveuses, où elles s'animalisent et se spiritualisent à la fois ; sous l'influence de cette surexcitation permanente ces régions nerveuses n'ont plus besoin d'une stimulation extérieure pour entretenir leur délire ; elles vibrent à présent par elles-mêmes et subjuguent toute l'attention de la malade. Ce phénomène qui s'engendre sur place dans le champ de la subjectivité cérébrale n'est ni plus ni moins que la source incessante de l'hallucination. C'est surtout le soir, lorsque les impressions ambiantes sont moins vives, lors du calme nocturne, que les images fausses s'emparent de la personne qui essaye de se relever souvent pour aller dans les pièces voisines chercher ses enfants. Qu'un bruit se fasse alors entendre dans certaines conditions, soit lointain et ayant quelque rapport avec le timbre de voix d'un enfant, soit proche et n'ayant cependant aucune analogie avec la voix humaine, mais transformée par une imagination malade, c'est-à-dire assimilée incorrectement par des cellules lésées, on a l'hallucination de l'ouïe consécutive à une erreur de ce sens par le même mécanisme que nous avons l'hallucination de la vue après l'illusion de ce sens.

On ne peut donc voir dans notre cas autre chose qu'un dynamisme somatique.

Quelle hypothèse spiritualiste, si brillante qu'elle soit, peut aller contre cette réalité si bien exprimée par mon excellent ami le professeur Poincaré dans les paroles suivantes :

« La pie-mère n'est autre chose qu'une dépendance du névrilème général, devenue excessivement vasculaire et moins fibreuse au niveau d'organes dont la vie nutritive et fonctionnelle est de beaucoup supérieure à celle des nerfs. Ce névrilème central se modifie même sous ce double rapport au niveau des segments de l'axe. C'est sur les lobes cérébraux que l'élément conjonctif s'efface le plus pour faire place à une richesse vasculaire portée au plus haut degré, ce qui indique que l'exercice de la pensée exige une dépense matérielle des plus considérables. »

N'avons-nous pas là le commencement d'explication de l'éréthisme que viennent corroborer les modalités de nutrition du tissu cérébral?

Les expériences de Schiff n'ont-elles pas aussi démontré que, lorsqu'une incitation émeut le sensorium, il y a un dégagement de chaleur ?

Ainsi, l'aliénation mentale est toujours liée à des troubles de la sensibilité. Les perturbations physiques de l'économie animale existent dans tous les cas , et, la trilogie physique, intellectuelle et morale, émane d'une force matérielle qui a besoin de toute son harmonie pour se transformer en cette force abstraite qu'on appelle le *moi conscient*, le *moi raisonnable*.

Un de nos malades, idiot, scrofuleux, épileptique, et qui mourut de marasme organique, dévorait des bas de laine, des gilets de flanelle et presque tout ce qui lui tombait sous la main. Comment digérait-il ces substances et pourquoi n'accusait-il aucun symptôme morbide ? Comment le tube digestif se débarrassait-il ? Je l'ignore. Tout ce qu'on peut dire c'est que les sensibilités gustatives, ganglionnaires étaient profondément viciées ; l'économie avait éprouvé une modification anti-physiologique de sensibilité par la quelle le malade vivait d'une vie à lui sans offrir de troubles pathologiques spéciaux.

Les médecins aliénistes savent que les malades se livrent souvent à des actes gastronomiques excessifs sans que leur physiologie paraisse ressentir une légère atteinte. Sans parler de ceux qui mangent les saletés dans les préaux, qui ingurgitent les fruits trouvés dans les lieux d'aisance, je citerai l'exemple d'un homme, fort, très-robuste, appartenant à une bonne famille, et qui dévora un jour, outre quelques restes du repas, une quantité énorme de côtes de melon, et qui but par là-dessus plusieurs litres d'eau sans être aucunement dérangé, sans avoir la moindre indigestion. Il se livre souvent à des orgies analogues; mais, jamais, depuis son entrée dans mon service, et depuis douze ans, il n'a été malade.

Peut-on trouver un plus bel exemple de lésion de sensibilité, et, particulièrement, ganglionnaire ?

Un autre malade atteint d'anesthésie du pharynx demande son dîner aussitôt qu'il sort de table et prétend qu'on ne le lui a pas servi.

Qu'arrive-t-il, lorsqu'un aliéné est frappé d'une affection incidente ? C'est que, le plus fréquemment il y a un croisement de symptômes pathologiques cérébraux qui donne à la maladie incidente une physionomie particulière, expression d'un état morbide bâtard. Les mouvementations, changements, sidérations ou décadences des états vaso-moteurs et des diverses sensibilités font que les phénomènes de la maladie naissent, se développent, se cachent ou s'accentuent d'une façon tout autre que dans la vie ordinaire.

Voici un aliéné jusqu'ici bien portant qui s'épuise peu à peu; mais, il ne tousse pas ; il n'a pas de sueurs nocturnes; pas de fièvre ; pas de diarrhée. Il mange beaucoup, marche à peine, et les crachats n'ont rien de caractéristique. Aucuns symptômes généraux ou locaux ne s'accusent. On examine la poitrine (et ce doit être toujours le grand point de l'observation chez l'aliéné). La percussion et l'auscultation révèlent, la première, une diminution de son dans toute l'étendue du thorax ; la seconde, quelques râles humides d'abord, puis un gargouillement sourd, comparable au bruit que produirait, en remuant, une masse semi-liquide, une bouillie. Enfin, ce gargouillement finit par disparaître à son tour et il y a absence de tout bruit respiratoire. La voix est sourde et lointaine. Le diagnostic de pneumonie caséeuse est posé. Le malade s'éteint sans secousse par suite de l'avancement du marasme. On fait l'autopsie. Les poumons sont réduits à l'état de masse noire ressemblant à un bloc de suie ; ils n'ont plus trace d'organisation ; ils adhèrent, par-ci et par-là, aux parois thoraciques ; la plèvre a, et à très-peu de chose près, complètement disparu. Au niveau des deux grosses bronches à peine reconnait-on que des poumons ont existé, à quelques tubes bronchiques très-épars et qui se noient au milieu de la bouillie pulmonaire. Comment se faisait l'hématose ? C'est un véritable mystère. Comment aucuns symptômes, autres que le marasme, ne se dessinaient-ils pas ? C'est encore un phénomène étrange des lésions spéciales de la sensibilité. Nous avons affaire à une gangrène du poumon. Mais, en l'absence des signes caractéristiques, fétidité de l'haleine, crachats noirs ou verdâtres, notre diagnostic de pneumonie caséeuse semblait devoir se confirmer jusqu'à la fin.

Moynac, dans sa pathologie, entrevoit très-bien le fait comme nous en disant : « La gangrène des poumons est fréquente chez les aliénés. Faut-il l'attribuer à l'affaissement de leur vitalité ou à l'introduction de corps étrangers dans les voies aériennes ? » Il faut renoncer à la dernière explication pour prendre la première.

Voici une femme agitée, à périodes très-rapprochées,

qui devient calme et tombe dans la stupeur. Elle s'alite, a des sueurs nocturnes et profuses; elle se plaint de toujours transpirer et d'avoir la fièvre. Elle tousse souvent, et légèrement, par saccades; mais, elle ne crache pas; elle manque d'appétit et a de la diarrhée. Le murmure respiratoire n'a rien d'anormal; le thorax résonne à la percussion. La malade succombe et l'on trouve, à l'autopsie, *tous les organes très-sains, mais presqu'exsangues*; le cerveau est surtout remarquable sous ce rapport. Tout le tissu cellulaire est très-raréfié. Le marasme organique, suite d'usure nerveuse, avait emporté la malade. Le cerveau est anémié, le système vaso-moteur en déroute; l'anémie se propage, par suite, à tous les organes; les éléments vitaux du sang sortent par des sueurs profuses. Voilà, il nous semble, le seul *modus agendi* qui explique la mort de la malade; et, pour tout dire en un mot, il y a eu cessation graduelle du cerveau.

Cet état d'amoindrissement cérébral uni aux lésions inappréciables du système nerveux arriva à un degré tel que la virtualité nervosique de la vie végétative a presque seule dirigé l'économie dans sa lutte contre la mort..

En faisant l'autopsie de trois ou quatre aliénés j'ai trouvé des prolapsus énormes de l'utérus avec inflammation, cancer de l'organe sans que, pendant la vie, rien soit venu nous révéler la présence de semblables infirmités; il est évident pour moi que, par processus ascendant, ces maladies ont été le *primum movens* des compromissions intellectuelle et morale.

Une fille-mère devenue aliénée à la suite des chagrins

que sa position lui suscitait présente un état mental carac-
térisé par une lypémanie avec remords incessants et convic-
tions anormales de pénitences devant Dieu. On a beaucoup
de peine à l'alimenter parce qu'elle a l'espoir de trouver le
suicide dans l'inanition. Un an après son entrée à l'asile, la
santé physique s'altère. La malade s'émacie ; elle a des
vomissements répétés, de la diarrhée, une petite toux
sèche, de la dyspnée et des sueurs la nuit. La percussion
donne de la matité aux sommets ; l'auscultation revèle de
la rudesse respiratoire et des craquements très-fins, et à
droite principalement. Le diagnostic ne semblait pas douteux, et le pronostic était très-inquiétant. Au bout de quatre
mois d'un traitement régulier et surtout tonique, la malade
quittait l'infirmerie en parfaite santé. L'état mental n'avait
pas varié.

Avons-nous eu affaire à une tuberculose enrayée dans sa
marche ? C'est parfaitement possible. La personne est-elle
dans le cas des phthysiques aisés qui vivent très-longtemps
avec leurs ennemis en raison des soins attentifs et multi-
pliés qu'ils peuvent se donner ? C'est peu supposable pour
ce motif que ces sortes de gens restent toujours pâles,
malingres, fiévreux, et qu'ils ont des symptômes fréquents
d'exacerbations maladives diverses ; notre malade, au contraire, est bien portante et présente même un certain degré
d'embonpoint.

Ce cas n'aurait rien de surprenant, s'il était isolé ; mais,
je pourrais en citer bien d'autres analogues. Il nous montre,
d'une façon directe, que, dans la détermination des troubles
intellectuels, une cause morale a mis en jeu l'éréthisme

cérébral, que l'organe subit des incorrections de nutrition et que, postérieurement, un processus descendant peut, en perturbant tout le système nerveux, amener des accidents dénutritifs variés qui en imposent un instant, dans tel endroit du corps, pour une maladie véritable et distincte du somatisme mental.

Et, que trouve-t-on, le plus souvent, à l'autopsie d'aliénés qu'on croit morts de phthysie pulmonaire ? Des poumons sains, mais anémiés. Et les autres organes ? Anémiés.

Le mot *phthysie* (φθίω, sécher), dit Grisolle, a pendant longtemps servi à exprimer tout état de dépérissement, quelle que fut la lésion qui la produisit. On ajoutait seulement une épithète qui désignât l'organe affecté ; c'est ainsi qu'on admettait les phthysies pulmonaires, laryngée, hépatique, intestinale, splénique, hémorrhoïdale. »

De nos observations journalières on peut tirer les conclusions suivantes, c'est que, chez les aliénés dont le système nerveux est profondément altéré, il y a une phthisie organique générale intimement liée aux troubles nutritifs que détermine l'aliénation mentale, cette maladie si lente, préparée de longue main par la solidarité de l'organisme tout entier puisque les causes les plus éloignées en même temps que les plus opiniâtres peuvent présider à sa formation, puisqu'en fin de compte, elle réside essentiellement dans un organe qui tient sous sa domination l'économie tout entière, dont la virtualité diminue de plus en plus et qui, en perdant graduellement ses forces, détermine le dépérissement général de l'organisme.

Quelle est donc l'essence de ces symptômes particuliers

qui se sont révélés du côté des poumons chez les malades dont je parle? Comment les autres organes ne sont-ils pas lésés ou, quand ils le sont, ne présentent-ils pas de signes de leurs lésions ? A cela je répondrai par le pressentiment exprimé plus haut ; c'est que la phthysie n'est pas seulement aux poumons ; elle est partout, au cœur, à l'estomac, au foie... dans les éléments vaso-moteurs, etc. Et, si ces appareils n'ont pas marqué leur déchéance d'une manière aussi apparente que les poumons, c'est parce qu'ils sont moins atteints ou plus résistants, plus obscurs, ou ayant une énergie difficile à expliquer.

Le cerveau a, primordialement, manifesté son action par le trouble mental ; puis, ce sont les poumons, ce qui fait croire à une maladie intercurrente ; concurremment avec les poumons, le tube digestif et ses annexes se sont dévoilés par la dyspepsie, l'anorexie et la diarrhée ; puis, est venu le tour de tous les organes, soit que le cri ait été entendu par le médecin, ou bien qu'il soit resté sourd et inaperçu.

Mais, comme on le voit, si le médecin n'est pas prévenu sur les conditions morbides de l'organisme dans l'état mental, il peut se trouver complètement désorienté.

Ce que je viens de dire de quelques affections incidentes des aliénés peut à peu près s'appliquer à toutes.

Des cancers énormes du foie, de l'estomac, de l'utérus, ou d'autres organes, passent souvent ignorés ou ne se révèlent que par quelques symptômes graves qui amènent rapidement la mort. Si l'état cérébral et les affections nerveuses à la suite peuvent amener par phthysie des dégénérescences diverses d'organes, il n'est pas moins vrai que celles-ci sont très-souvent la cause éloignée, mais certaine, des lésions du cerveau et des déformations intellectuelles et morales qui en sont la conséquence.

Je m'efforcerai de synthétiser la philosophie de ces maladies *dites incidentes* qu'on aperçoit dans le cours ou à la fin de l'aliénation mentale, qui ne sont point toujours aussi incidentes que cela et qui, dans une énorme proportion, constituent la genèse et la pierre de touche des accidents ou états psychiatriques.

Avant d'entrer d'une façon définie dans le champ des influences réciproques du somatisme du cerveau et des autres organes, j'établirai une division, et je le ferai d'une façon extrêmement succincte.

Quelque merveilleux — et c'est ce que j'ai voulu prouver jusqu'ici — que nous paraissent les phénomènes psycho-intellectuels, ils n'appartiennent néanmoins qu'à la physique générale.

C'est par la physique générale, par la physiologie et la pathologie aidées de la clinique que nous voyons comment ils suivent pas à pas les divers degrés d'intégrité et d'altération de l'organisme d'où ils émanent.

La pathologie doit résumer ainsi les causes de ces phéno-mènes :

1° Altérations innées du système nerveux ou de l'orga-nisme en général ; hérédité, congénialité.

2° Altérations acquises du système nerveux central ou périphérique.

3° Altérations organiques acquises, le tout pouvant se

ranger sous ce chef : troubles innés ou acquis de la sensibilité.

D'après les données de la science, le père et la mère semblent avoir une aptitude égale à transmettre aux enfants l'héritage morbide ; et, je dois faire remarquer ici que les héréditaires sont plus soudainement frappés, et plus opiniâtrement que les aliénés accidentels ; que, chez ces derniers, la durée et l'intensité du mal dépendent uniquement des causes qui ont procédé à son éclosion.

Si, d'un côté, l'enfant sorti de parents aliénés, est directement exposé aux troubles psycho-intellectuels ; d'un autre côté, les enfants issus de parents atteints de troubles nerveux, mais non aliénés, ont des dispositions plus prochaines à la folie que les enfants nés de parents indemnes. En un mot, si l'idiot et le maniaque sont presque fatalement condamnés à avoir des rejetons arriérés ou aliénés, les parents névropathiques pourront mettre au monde des enfants dont les facultés mentales seront diminuées ou troublées ; et, les enfants issus de parents indemmes différeront entre eux par leurs qualités mentales selon les conditions dans lesquelles ils auront vécu dans la vie intra-utérine, pendant l'accouchement et pendant la première enfance. Rien n'est peut-être plus difficile à diriger que les premiers pas de l'enfant dans la vie, c'est-à-dire d'harmoniser la triple hygiène physique, morale et intellectuelle, harmonie d'où dépendent la force et l'intelligence. Je ne saurais ici tracer les règles que suit la science pour arriver à ce résultat. Mais, quelle sagesse il faut pour reconnaître le terrain qu'on cultive et pour lui faire porter de bons fruits ! C'est à ces premiers soins qu'on doit, en partie, la santé ou la maladie, les qualités ou les défauts, les vertus ou les vices, la sanité intellectuelle ou la folie.

Quand l'enfant est devenu homme, il arrive dans la société avec son contingent d'intégrité physique, morale et intellectuelle, inné ou acquis. Idiosyncrasies, excès, infractions aux lois naturelles, penchants, passions, sont autant d'éléments individuels qui vont semer dans l'organisme des germes féconds d'états morbides divers, des degrés névropathiques qui varieront entre la migraine et la folie ; de même que les chagrins, les affections déçues, la misère physique et morale sont autant d'influences extérieures qui ébranleront la sensitivité nerveuse et produiront un dérangement fonctionnel du cerveau qui a, selon l'expression de Morel, l'irritabilité pour point de départ et la folie pour couronnement.

Que l'hérédité, que la congénialité, qu'une aptitude acquise, président au développement de la folie, toujours est-il que celle-ci est un symptôme, un effet dont la gravité est intimement liée à la force de la cause qui l'engendre.

Quelle est l'importance des maladies dans la production de la folie ?

Le docteur Dumesnil dit : « Je suis de l'avis de ceux qui pensent que les lésions trouvées à l'autopsie sont, le plus souvent, le point de départ des troubles intellectuels, qu'elles les entretiennent, ou qu'au moins elles les empêchent de se terminer d'une façon favorable. »

Telle est mon opinion sur la portée des affections *dites*

incidentes qu'on voit dans le cours de l'aliénation mentale.

Les observations cliniques prêtent un appui très-fort à la théorie. Pour ne faire, en passant, qu'une citation, voici le fait d'un aliéné de mon service atteint d'un énorme esthiomène syphilitique de la face. Sous l'influence d'un traitement spécial et très-régulier, l'état mental s'améliore, concurremment avec l'état physique. Enfin, l'esthiomène guérit et la folie disparaît en même temps.

Mais, nous n'avons pas toujours cette bonne fortune de saisir les choses de suite. Combien de fois, à l'autopsie, n'ai-je pas saisi des lésions excessives d'organes n'ayant pas été tangibles pendant la vie de l'aliéné par suite de sensibilités qui restent larvées, lésions qui, sans qu'on s'en soit douté, ont certainement produit l'aliénation mentale.

Et maintenant, quel est ce maître dans l'économie chez lequel viennent aboutir par irradiation tous les cris de la sensibilité saine ou morbide ?

Lorsque Galien a dit que l'humeur mélancolique charriait la crainte et la tristesse jusqu'au cerveau, et que là elles produisaient les phénomènes de la folie, il a reconnu ce maître qui commande à tout l'organisme, cet ouvrier qui élabore l'abstraction intellectuelle et morale, qui résume les phénomènes psychiques.

Il s'est trouvé des médecins — et il s'en trouve encore qui, après avoir fait l'exposé des traces d'altération qu'ils ont trouvées dans la tête ont dit que ces lésions n'étaient pas suffisantes pour expliquer la folie. Assurément, ce n'était pas fondé. — Les idées de la science sont encore obscures sur la localisation des facultés ; mais, ce qu'il y a de certain, c'est que les malformations du crâne, les viciations dans la composition des os ; les injections et les infiltrations de la pie-mère ; les écartements ou amincissements des circonvolutions cérébrales ; les congestions ou anémies de la substance cérébrale ; son épaississement ou son ramollissement ; la déformation, la rareté ou d'autres états pathologiques des cellules ; des tumeurs, la sclérose ou autres conditions du tissu connectif ; les modalités dans les membranes des vaisseaux et dans le dynamisme circulatoire sont autant de raisons qui causent des défectuosités physiologiques et entravent les actes fonctionnels. Il y a, selon le mot d'Esquirol, lésion des forces vitales du cerveau ; d'où un rendement de physiologie psychique défectueux ou nul.

Après avoir relaté les maladi auxquelles succombent les aliénés, Esquirol a donné les détails généraux statistiques en se bornant simplement à constater qu'on a le plus souvent affaire aux fièvres adynamiques, aux affections atoniques, aux lésions organiques du cerveau, du thorax et de l'abdomen, aux phthysies, et que le caractère de latence des phlegmasies est très remarquable. — Il dit qu'on ne peut tirer de la vue des altérations montrées par la nécropsie des connaissances applicables à l'exercice de la faculté pensante. — Et cependant, il ajoute que « des données de l'observation, le cerveau n'étant que le foyer principal de la sensibilité, on peut conclure qu'il est des folies qui ne dépendent que de la lésion des forces de cet organe ; que les autres n'ont pas toujours leur siège dans le cerveau, mais souvent dans les foyers divers de sensibilité placés dans les diverses régions du corps, de même que les altérations de la circulation ne dépendent pas toujours de lésions du cœur, mais de toute autre portion du système sanguin qui est lésé. » — Cette conclusion est contraire à celle de ceux qui veulent qu'il y ait des folies idéales et accusent de matérialisme ceux qui croient que ces folies ont toujours pour cause immédiate une lésion des fonctions de la vie organique.

Mais, si les troubles organiques dérangent la faculté pensante et oppriment le moral, la logique la plus élémentaire pousse à induire de l'homme malade à l'homme sain et à exprimer que du fonctionnement physiologique régulier des appareils dépend l'intégrité des expressions physiologiques normales. — De même qu'il y a telle ou telle secrétion du corps ayant son but fixé par une cause première que l'école positiviste n'a pas à rechercher, de même la pensée est une secrétion d'une cause spéciale ; et, cette secrétion cesse d'être normale pour passer à l'état pathologique quand il y a vice organique ; la responsabilité en revient tout entière aux défectuosités du fonctionnement de la physiologie normale, soit primitive, soit acquise.

Calmeil a dit que les personnes étrangères à l'étude de la médecine se figurent que le délire est l'unique maladie que les aliénés présentent à combattre ; que beaucoup de gens de l'art n'ont que des idées vagues et peu exactes sur les fonctions de la vie organique ; et il ajoute bien justement que le cerveau lésé dans le délire exerce sur tous les systèmes de l'organisme une influence peu favorable. — Chez les fous, dit-il, les affections sont latentes, et la réaction qu'elles exercent sur l'organisme n'est presque pas sensible. — D'un autre coté, il embrasse d'un coup d'œil très-sûr tout le champ des maladies mentales quand il dit que « les lésions qu'on note dans les fonctions de la vie organique, les lésions qu'on voit dans les tissus ne datent pas d'une époque postérieure à l'invasion du délire, et que l'on ne peut pas mettre sur le compte de la folie ou des circonstance qui entourent les aliénés les affections qu'ils offrent à combattre ; dans plusieurs cas un ou plusieurs organes seraient lésés bien avant le cerveau, et la folie symptomatique ne serait pas absolument rare. »

Quoi qu'il en soit des opinions diverses émises sur les causes prochaines de l'aliénation mentale, on est forcé de les chercher partout dans l'organisme ; le cerveau n'est que le grand réservoir de détermination. — Que Cullen attribue le délire aux inégalités d'excitement des centres encéphaliques ; que Gall et Spurzheim y trouvent à peu près fatalement le résultat d'une inflammation aiguë ou chronique ; que Fodéré y découvre une altération d'un des principes vitaux du sang ; que Broussais invoque l'irritation ; que J. Franck ne veuille point la folie distincte des autres affections du cerveau et qu'il la fasse se présenter parfois avec les diathèses inflammatoire, gastrique, rachitique, carcinomateuse... etc. ; que Delaye et Foville père la placent dans une phlegmasie de la substance grise superficielle ; que Louyer-Villormay établisse que l'affection des propriétés vitales des nerfs de la nutrition et les sympathies que donne par innervation le système ganglionnaire répondent aux facultés... etc.; tout le monde a plus ou moins raison.

Que le siège des déviations mentales se trouve primitivement au cerveau dans beaucoup de cas, soit ; mais, depuis longtemps on ne pouvait méconnaître les conditions de causalité dans des appareils plus éloignés. — Ainsi, il y a quatre-vingts ans, Pinel disait déjà que c'est de la région de l'estomac et des intestins que se propage, comme par une espèce d'irradiation, le trouble de l'entendement. Peu de temps après lui, Dufour s'attacha particulièrement à prouver que la folie dépend presque toujours d'une affection des plexus du bas-ventre ; et Esquirol a nettement émis que les folies ont souvent leur étiologie dans les divers foyers de sensibilité des différentes parties du corps. Un seul peut-être, et je m'étonne de le trouver chez les maîtres qui nous ont précédé, Georget, fait de la folie une affection idiopathique du cerveau en refusant un rôle au reste de l'économie.

C'est dans les maladies *dites incidentes* que nous retrouvons, pour une très grande part, nos points de repère et la pierre de touche de la folie.

Je dirai donc que toute maladie peut :

1° — Découler immédiatement des troubles nerveux qui ont produit l'aliénation.

2° — Etre le substratum pathologique qui alimente la folie.

3° Etre un épiphénomène purement accidentel, mais se combinant le plus souvent avec le brain pathologique primordial pour se révéler sous des dehors spéciaux.

4° — Amener des perturbations physiologiques du système nerveux qui seront, directement ou indirectement, la cause de la folie ; d'où il résulte qu'aucun de nous ne peut se dire exempt d'une maladie mentale.

L'aliénation mentale a pour effet direct une usure profonde du système nerveux qui se traduit par un appareil symptomatique multiple, mais avec des prédominances morbides variant selon les conditions individuelles, c'est-à-dire d'après la nature du terrain somatique.

Nous voyons une malade lypémaniaque tomber dans un état de prostration inaccoutumée. Elle s'alite tout-à-coup ; la fièvre ne la quitte pas ; la transpiration est persistante comme la toux ; le murmure respiratoire est rude ; quelques crépitations fines disséminées ; le thorax résonne à la percussion ; l'appétit manque ; la diarrhée apparaît. — La malade succombe ; on fait l'autopsie. Contrairement à l'idée qu'il était légitime de se faire, on n'entrevoit pas la plus légère trace de tuberculose ; les organes sont tous exempts de lésion, mais particulièrement le cerveau ; ils sont tous anémiés. — Je dois donc encore insister ici sur les réflexions que j'ai présentées au cours de ce travail et dire que la malade dont le système nerveux était profondément altéré a succombé à une phthisie générale liée aux troubles de nutrition que détermine l'aliénation mentale. — Le cerveau est le premier organe qui, par le trouble intellectuel, avait donné des signes de maladie ; par processus descendant, et par condition spéciale de terrain, les poumons sont venus ensuite, ce qui aurait pu faire croire à une tuberculose alors qu'il n'y avait pas une seule granulation. — En troisième ligne; le tube digestif a poussé son cri ; puis, tous les organes un à un.

C'est à ce processus descendant qu'il faut encore attribuer chez nos malades la transformation rapide des pneumonies franches en pneumonies chroniques.

Un de mes malades est atteint de broncho-pneumonie double. — L'affection, chose bizarre, débute avec la plus grande brusquerie sans rien de précursif, au milieu de la santé habituelle, par des symptômes très nets et parcourt toutes les périodes selon le rite classique ; mais, au moment où l'on compte le plus sur la guérison, les symptômes s'aggravent en changeant de caractère. — L'influx cérébral a perdu son énergie et ses qualités ; d'où résultent invariablement des troubles du système ganglionnaire qui ont pour résultat immédiat des perturbations vaso-motrices et, par suite, un travail de transformisme nutritif obstiné et persistant. — Et, en effet, aucun effort n'est fait par l'économie abattue. — La dyspnée augmente; l'expectoration devient excessive ; le catarrhe se prononce de plus en plus ; les crachats s'accumulent dans les bronches et produisent des râles énormes. — La fièvre manque, ce qui ne doit jamais surprendre chez les aliénés. — Quant aux autres organes, ils participent sympathiquement aux troubles des organes respiratoires. — On ne peut employer pour eux l'expression de paralysie ; disons qu'ils sont sidérés par altération nerveuse ; le pronostic n'était pas douteux, et le malade meurt asphyxié de bronchite capillaire.

Cette observation est extrêmement remarquable pour le point de vue où nous plaçons.

Tel est également le cas d'un autre malade qui, en pleine santé apparente, est prise subitement de phénomènes aigus de bronchite capillaire et qui meurt avec grande rapidité. — Pour moi, l'altération nerveuse avait agi sourdement ; une phthysie occulte existait qui a donné brusquement son impulsion terminale au poumon.

Un individu entre dans mon service dans un état de délire aigu si épouvantable qu'il est clair pour un aliéniste que tout le somatisme est près de sa ruine. — L'agitation dépasse toutes limites ; il est impossible d'alimenter. — Dans ces cas, il est évident qu'il faut une cessation tout doucement décroissante des symptômes, ou une mort brusque ; la plupart du temps encore, les processus d'altération nerveuse ont été tellement envahissants que la phthysie générale arrive rapidement.

Je voudrais pouvoir, à l'appui de mon sujet, citer tous les cas que j'ai eus en observation ; mais, cela dépasserait le cadre dans lequel je dois me tenir ; je ne peux me borner que d'une façon succincte à exprimer l'influence insidieuse, mais bien certaine, des affections névrotiques spéciales sur tout notre système hygide.

Quand on a vécu quelque temps au milieu des aliénés on est frappé d'un phénomène particulier qui apparaît régulièrement dans certaines formes de la manie particulièrement. — Je veux parler d'un embarras gastrique spécial, apyrétique ou fébrile qui précède, accompagne quelquefois et qui suit, presqu'invariablement, chez quelques malades, les exacerbations maniaques.— C'est surtout dans la manie rémittente qu'on doit faire l'observation.

Malaise, langue sale et chargée, anorexie, constipation
ou diarrhée, fièvre quelquefois, apparitions herpétiques
précèdent certaines exacerbations délirantes, disparaissent
quand celles-ci éclatent et reparaissent au déclin du délire
pour se terminer bientôt spontanément.

Il ne faut donc point, dans un service d'aliénés, s'inquiéter plus qu'il ne faut des embarras gastriques qui se
présentent à vous. Ils annoncent simplement une éclosion
de délire ; c'est un *aura* ; les manifestations maniaques se
chargent de le dissiper.

Quoi d'étonnant à cela, lorsque tous les physiologistes
sont d'accord pour reconnaître une liaison intime entre
les troubles gastriques et certaines névroses, la migraine
particulièrement. — On voit donc, de plus en plus, se des-
siner sous toutes formes, les effets des sensibilités.

Les troubles de l'estomac ne devraient pas seulement être
dus à une irradiation sympathique de la névrose ; ils seraient une explosion de tension nerveuse de l'estomac
comme la migraine est une explosion de tension nerveuse
intra-crânienne, et ces explosions auraient lieu concurremment.

Ce qu'il y a de certain c'est que le cerveau et l'estomac
sont dans des relations sympathiques intimes et que beaucoup de personnes ne cherchent d'autres remèdes à leur
migraine que de se mettre à la diète et chercher le sommeil.

Niemeyer attribue la migraine à la congestion du foie. —
Vulpian reconnaît aussi l'influence des troubles gastriques
sur la production de la migraine. — Leveing ne saurait voir

dans cette névrose l'effet d'une irritation peréphérique qui se propagerait aux centres. — Poincaré croit que l'éréthisme nerveux qui produit la migraine peut se propager par processus descendant, non seulement à la portion cervicale du grand sympathique, mais au plexus coronaire stomachique ; d'où spasme de la muqueuse de l'estomac qui, en malaxant les extrémités périphériques du vague, fait naître la sensation « *nausée* », laquelle provoque à son tour « *le vomissement.* » — Il y aurait, d'après cela, courant centrifuge comme dans la méningite.

Enfin, le même auteur reconnaît qu'un courant centripète peut également déterminer l'éréthisme des centres nerveux et donner lieu à la migraine (*lésions du foie, de l'utérus, hémorrhoïdes...*) — C'est dans ces circonstances exceptionnelles, ajoute-t-il, qu'on a pu dire avec raison que la migraine était le résultat d'un trouble gastrique.

Il faut, d'après cela, adopter une théorie éclectique et reconnaître que, si les centres ont une influence directe sur la périphérie, celle-ci peut réagir à son tour d'une façon non moins directe par processus ascendant, selon qu'on peut le voir à propos des maladies organiques en général comme causes d'aliénation mentale.

J'ajouterai donc aux données actuelles de la science une preuve de plus en faveur des troubles cérébraux sur la production des troubles gastriques.

Puisque la migraine peut amener le vomissement, comment un état éréthique intra-crânien semblable à celui qui précède une violente explosion de délire n'amènerait-il pas tous les désordres de l'estomac que nous avons énumérés et qui caractérisent l'embarras gastrique des aliénés?

Quand le trop plein nerveux versé dans l'estomac s'est déversé à son tour par les troubles gastriques, l'état congestif du cerveau continue son travail, croît sans cesse ; et, il arrive enfin un moment où il fait explosion lui-même par le délire d'idées et d'actes qui caractérise une attaque de manie, une réaction maniaque. C'est alors que les désordres gastriques disparaissent.

Au déclin du délire, le phénomène se reproduit en sens inverse. Le délire d'idées et d'actes diminue ; le trop-plein nerveux cérébral se déverse sur l'estomac, et les troubles gastriques disparaissent pour diminuer graduellement et s'anéantir à leur tour d'une façon spontanée.

Je ne joindrai pas d'observation clinique à l'appui de cette théorie parce que j'aurais l'embarras du choix ; mais, je puis affirmer que l'extrême majorité des maniaques rémittents et des déments avec exacerbation maniaque présentent les phénomènes que je viens de dérouler.

Enfin, ce qui a lieu pour l'estomac s'applique également, mais dans une mesure plus restreinte peut-être, à l'utérus, au foie, etc.

Les troubles de la menstruation sont liés d'une façon intime aux troubles du cerveau dans la folie ; et, si la mesure dans laquelle les phénomènes de sympathie se produisent nous semble si étroite, cela tient le plus souvent à ce que les conditions d'observation sont plus difficiles. Mais, je dois avouer que, très souvent, en présence d'une maniaque agitée, si l'on vient à interroger les personnes du service sur l'état de menstruation, on est éclairé sur la connexion de la condition fonctionnelle avec les accidents cérébraux.

De ce qui précède il ressort tout naturellement qu'une lésion quelconque de l'organisme ne peut que s'aggraver avec l'état maniaque ou la folie en général.

C'est pour cela que certaines diathèses reçoivent un coup de fouet qui les fait marcher rapidement vers un terme fatal ; que des cancers du foie, de l'estomac, de l'utérus, etc. se terminent brusquement par la mort après avoir présenté à peine, la veille, quelques symptômes graves. Un autre est atteint d'une suracuité délirante inouïe, l'organisme est ébranlé jusque dans sa fibre la plus éloignée. Il succombe en quatre jours à une sidération complète du cerveau ou même du somatisme en général.

D'autres fois, la marche essentiellement chronique de l'aliénation élabore en silence un travail qui est la dernière expression de l'usure organique du tube digestif. Je veux parler de ces diarrhées opiniâtres, rebelles à toute médication et qui finissent par devenir la porte de sortie des forces de la vie.

Dans d'autres cas, on observe des effets tout opposés.

Une maniaque très agitée tombe soudainement dans un état comateux sans aucun signe de congestion cérébrale, sans fièvre, sans délire, sans accidents paralytiques, sans contractures. Au bout de deux jours, la malade a quitté le lit sans qu'il soit resté aucune trace de ce phénomène bizarre.

Une arriérée maniaque a présenté, pendant sept mois, un

mouvement saltatoire continuel et un tel désordre des muscles volontaires qu'on ne la désignait que sous le nom de
mouvement perpétuel. — Au bout de quelques mois, elle
devient presque subitement triste, inquiète, abattue. Ses
traits naguères si animés sont comme figés, ses membres
supérieurs et inférieurs engourdis ; la face se bouffit ; l'aliénée devient obèse. — L'examen le plus minutieux ne révèle
l'existence d'aucune lésion organique. — Cet état dure deux
mois et demi ; mais, peu à peu, les muscles se réveillent
ainsi que la physionomie ; la malade marche régulièrement
et travaille ; la bouffissure de la face et l'obésité disparaissent, et la personne se rétablit dans un équilibre organique
parfait ; son œil devient vif, son visage gai. — Elle n'a
jamais été bien intelligente ; mais, elle peut gagner sa vie
au dehors, et la famille l'a retirée de l'établissement. —
Que s'est-il passé ? Il est probable que les phénomènes de
la deuxième phase de la maladie qui ressemble à une maladie incidente ont déterminé une métastase favorable aux
accidents nerveux.

Bien qu'une foule de maladies, incidentes ou liées aux
troubles intellectuels qu'elles entretiennent et empêchent
de se terminer heureusement, s'associent, se combinent
avec les désordres déjà existants dans l'économie de l'aliéné
pour se manifester d'une manière insidieuse, nous recon-
naissons néanmoins qu'il en est d'une allure si franche,
d'une terminaison si simple, que nous n'avons pas la moindre peine à les reconnaître et qu'elles disparaissent sans
presqu'aucunement modifier le terrain qu'elles traver-
sent.

Toute maladie qui, de prime-abord, nous en impose pour une affection intercurrente, n'est que le foyer pathologique qui alimente les troubles intellectuels ; et, de même que, par processus descendant, les centres nerveux influent directement sur la périphérie, de même la périphérie exerce une influence non moins certaine sur les centres par processus ascendant.

Depuis l'irritation produite en un point quelconque de la périphérie par une simple piqûre jusqu'aux modifications radicales de somatisme que déterminent les affections les plus graves ; depuis le panaris jusqu'au cancer ; depuis la courbature jusqu'à la fièvre typhoïde, l'organisme gravit une série d'échelons morbides auxquels correspondent autant d'états maladifs de la sensibilité. Mais, notre rôle médical est souvent bien effacé en raison de l'insuffisance de renseignements qui nous sont donnés ou de l'appel tardif qui nous est fait.

La diathèse cancéreuse a une influence indéniable sur les troubles psycho-intellectuels. Combien de fois ne rencontre-t-on pas, à l'autopsie, des dégénérescences énormes ; et, le plus souvent, les symptômes étaient larvés pendant la vie.

Les affections du tube digestif ont un retentissement fatal sur l'axe cérébro-spinal. — L'enfance n'a souvent d'autre sujet de souffrance que la présence d'un lombric dans un point obscur de l'intestin grêle. Et quel appareil sympathique effrayant on voit alors se produire du côté des centres nerveux, épileptique, choréique, etc.

Tout le monde connaît aujourd'hui l'influence qu'exerce

la fièvre typhoïde sur la sensibilité cérébrale ; on est vraiment frappé d'étonnement quand on compare les lésions somatiques qui existent avec les symptômes qui se manifestent de tous les côtés à la fois, avec ce consensus sympathique morbide qui ébranle la sensibilité la plus ferme.

Les affections de l'estomac ne sont jamais sans troubler, passagèrement du moins, les fonctions du cerveau. Dans la gastralgie, la gastrite chronique, tous les malades changent d'humeur, et la plupart passent, en quelque temps, de la tristesse à l'hypochondrie la plus consommée. — Dans la lypémanie, dégré plus avancé de la tristesse, et dans certaines formes principalement, les atteintes de l'estomac apparaissent sous les états les plus variés.

Parmi les troubles organiques les plus propres à produire l'aliénation mentale, on doit compter ceux des organes génito-urinaires. — On enregistre, chaque jour, un nombre considérable de cas de folie dus aux causes aussi efficaces que nombreuses qui peuvent troubler la sensibilité de ces organes.

L'époque de la puberté et la ménopause, de même que les troubles physiologiques de la gestation et de l'accouchement sont la source la plus féconde des maladies mentales de la femme. — Voici, par exemple, un cas grave de déchéances intellectuelle et organique provenant de la puberté :

Une jeune fille entre à l'asile profondément déprimée. — Elle est très lypemaniaque avec semi-stupeur, et cela date de l'époque à laquelle ses règles sont apparues pour la première fois. — Le flux menstruel s'est subitement arrêté

après deux ou trois menstruations régulières. — A l'amé-
norrhée ont succédé de la toux, des douleurs thoraciques,
un état catarrhal des bronches très abondant, et enfin des
désordres intellectuels. A la formation tout le somatisme
s'est dégénéré, et la malade succombera inévitablement
phthysique.

A part les arriérés et quelques aliénés franchement héréditaires, il n'est peut-être pas un seul malade dans un asile
qui ne se plaigne de douleurs vagues siégeant particulièrement à l'abdomen et au thorax, indices réels des lésions
incontestables mais souvent inappréciables qui ont été la
cause de l'aliénation mentale. — Mais, je ne peux ici traiter
ce sujet *in extenso;* qu'il me suffise de l'indiquer pour
mémoire et d'ajouter que la gravité de la folie dans ces cas
dépend de la gravité de la maladie somatique qui l'a engen-
drée.

L'affection incidente peut n'être qu'un épiphénomène
purement accidentel, mais qui s'associe aux troubles de
l'aliénation mentale pour se révéler d'une façon insidieuse.

Les maladies essentiellement chirurgicales, celles qui
sont l'effet direct du traumatisme, ne présentent générale-
ment aucun caractère qui puisse les différencier des affections traumatiques semblables, à moins de quelque cas bien
tranchés auxquels nous sommes tous exposés.

Les paralysés généraux atteints de fractures sont souvent mutilés sur certains points du squelette sans que les
désordres observés pendant la vie soient aucunement en
rapport avec les lésions trouvées à l'autopsie. — Et, d'où

vient cela ? — C'est que le travail de dénutrition qui a enlevé aux os leur matière organique et les a rendus plus friables leur a enlevé en même temps les éléments de réaction nécessaire pour se réparer ; d'où absence presque complète d'inflammation et de ces violentes explosions de fièvre et d'autres symptômes qui accompagnent souvent les fractures graves, et même simples, des individus ordinaires.

Ce fait avait déjà été signalé par Verneuil et par Charcot pour l'ataxie locomotrice.

A la suite d'une tentative d'extraction de dent, une aliénée a présenté les désordres les plus variés et les plus étonnants. — La malade était hemophyllique ; cela ne nous avait pas échappé ; mais, elle n'a pas succombé à une manifestation de la diathèse hémorrhagique dans la forme ordinaire ; elle a présenté des symptômes typhoïdes graves, de la toux, de la dyspnée, un état comateux profond ensuite avec un écoulement de sang par la bouche qu'aucun moyen n'a pu arrêter ; et, elle a succombé.

Je dois m'arrêter succinctement ici, et à propos d'affections presqu'exclusivement réservées aux aliénés, sur les tumeurs sanguines du pavillon de l'oreille. — Si ces dernières se développent parfois chez les personnes qui reçoivent des coups sur les oreilles, chez les individus qui font le métier d'hercules particulièrement, il n'est pas moins vrai qu'elles apparaissent spontanément chez quelques aliénés et que le traumatisme est absolument étranger à leur production. — Tel est l'avis de Dumesnil, de Legrand du Saulle, de Foville, qui assignent à l'apparition de ces tumeurs un caractère critique spécial et l'incurabilité de l'aliénation mentale. — J'ai également formulé une opinion qui se rapproche et qui est formulée dans un travail remarquable d'un de mes anciens internes le docteur Biaute. — Pour moi l'hématôme du pavillon de l'oreille est une apoplexie provenant de l'auriculaire postérieure tenue sous la dépendance de la méningée moyenne. Cette tumeur sanguine est une crise favorable ; car, si l'apoplexie ne s'était point produite à l'oreille, elle eût eu lieu inévitablement dans le cerveau. — Foville me semble y voir une liaison avec le ganglion cervical supérieur ; en tout cas, il appelle l'attention sur le grand sympathique. — Seul peut-être, le docteur Petit (de Nantes) diffère de l'opinion commune à laquelle les expériences de Brown-Sequard apportent une sanction toute mathématique. — En effet, chez les cobayes atteints de lésions des corps restiformes, ce professeur a vu la circulation se troubler dans l'oreille, et l'hématôme du pavillon en être une des conséquences.

Les phlegmasies cutanées, les affections dartreuses, pellagroïdes, et autres, ont une prédilection pour les aliénés ; mais, il ne faudrait pas croire qu'elles se montrent avec leur physionomie accoutumée. Elles se métamorphosent en quelque sorte, changent de figure comme elles changent de caractère. C'est la plante végétant sur un terrain délabré ; c'est le parasite aux mille formes rongeant de son côté l'arbre dégénéré.

En combattant l'opinion de Billod sur la folie pellagreuse j'ai dit que l'aliéné est incapable d'obéir aux lois de son organisme et qu'il en résulte une modification dans le rendement physiologique. — Si l'état pellagroïde se voit assez fréquemment dans les asiles, cela tient à l'insolation, à l'état gâteux incoercible, à la malpropreté des individus, à leur mode de s'alimenter, qui viennent se greffer sur des éléments nerveux retardataires et qui amènent aussi bien l'hibernation de la peau que le trouble dans le fonctionnement physiologique des autres organes.

Les phlegmasies franches sont rares chez les aliénés et leur caractère dominant, l'inflammation, semble faire exception en faveur de ces terrains dégénérés. — Les furoncles et anthrax sont assez fréquents. Le phlegmon simple ne s'observe que dans une mesure très restreinte. — Je vais même jusqu'à la péritonite qui, quand elle apparaît, et sans traumatisme, s'offre sous un aspect bien bizarre. — En voici un exemple :

Un aliéné dément avait semblé toujours bien portant. — Depuis quelques jours, il se plaint de n'avoir pas d'appétit et d'être faible. — Son examen général ne dévoile rien. — Comme l'individu a 65 ans, on est en droit de supposer un commencement d'usure organique. — De plus en plus la faiblesse augmente, et l'individu meurt brusquement et sans secousses. — Que trouve-t-on à l'autopsie ? Une péritonite suppurée avec adhérences déjà anciennes de toutes les anses intestinales. — Ainsi, voilà un homme qui avait mangé et travaillé comme un autre presque jusqu'au dernier moment sans qu'une maladie des plus graves l'ait indisposé ; et, ce n'est qu'à la limite des ressources de la vie que cette maladie s'est dessinée par quelques troubles gastriques. — Pas de douleurs abdominales ; pas de ballonnement; pas de symptômes classiques ; latence absolue de révélation. — Assurément, on ne peut trouver un exemple plus frappant de la sidération nerveuse dans l'aliénation mentale et de son influence sur le dévoilement des symptômes maladifs.

Sur cent aliénés, dit Calmeil, qui meurent, près de cinquante offrent des ulcérations ou d'autres traces d'inflammation des intestins.

Or, rarement on trouve, pendant la vie, des indications de la présence d'un ennemi qui travaille sourdement dans l'ombre et qui élabore peut-être seul les désordres intellectuels.

Telles doivent être l'appréciation et la préoccupation cliniques des médecins aliénistes sur une foule de maladies incidentes de leurs malades, affections qui ne sont jamais celles pur-sang du véritable terrain physiologique des individus ordinaires, mais qui en dérivent et qui, en changeant de milieu, c'est-à-dire ayant affaire à un brain nerveux spécial, s'éloignent du caractère et de la physionomie classiques.

On ne saurait donc, en général, attribuer la rareté des maladies inflammatoires franches chez les aliénés qu'à l'état organique tout particulier de ces derniers, qu'au défaut d'éléments propres au combat et à la réaction. Et voilà pourquoi toutes ces maladies défient les théories et les règles de la pathologie et de la clinique classiques. — Les médecins qui ont soigné des aliénés reconnaissent que la pathologie mentale doit avoir ses préceptes et que, les négliger, c'est renoncer à la tâche la plus difficile en même temps que la plus utile du médecin. — S'il y a obscurité dans les maladies des aliénés, qu'on n'aille pas croire, comme l'a dit Thore, qu'il faille exagérer l'importance du mot *latent* et qu'on doive désigner par là une affection qu'il soit impossible de reconnaître ; on veut seulement faire comprendre que son diagnostic est plein ʼde difficultés.

Parlerai-je de la paralysie générale, cette affection aux débuts si obscurs, à marche lente, aux périodes si diversifiées, si remarquables par les poussées congestives, et dont le terminus est toujours fatal ? — Je ne veux m'y arrêter que très brièvement pour dire que je persiste de plus en plus dans les observations du travail que j'ai fait avec mon remarquable ami le professeur Poincaré. — La paralysie est essentiellement une maladie de dénutrition. — Bien avant nous, et contrairement à tous ceux qui font d'elle une méningo-encéphalite, mon regretté ami Marcé refusait le grand rôle à l'inflammation ; il entrevoyait évidemment une inconnue à dégager. — L'étiologie la plus tangible réside dans les excès qui épuisent et empêchent les tissus de se réformer selon les lois de la normale ; mais aussi, par un phénomène inverse, les excès de tempérance, les irrégularités ou viciosités dans la nutrition et les contentions d'esprit qui les amènent produisent des faits identiques ; les extrêmes se touchent. — Pour nous donc la maladie est primitivement ganglionnaire, et c'est du grand sympathique que partent les poussées congestives dont le retentissement est au cerveau qui ne peut plus alors avoir ses actes physiologiques naturels. — Tous les processus de la circulation donnent constamment à cet organe des apports

de nutrition défectueux comme ils en fournissent concurremment au reste de l'économie. Les réparations de tissu
ne s'exécutent plus selon le biologisme normal ; la cellule
s'altère ou disparaît ; des corpuscules graisseux sont envahissants partout ; le tissus connectif s'épaissit ; les pigmen-
tations se dessinent ; des exsudations s'organisent avec
leurs déterminations d'adhérence ; des gangues se forment
autour des vaisseaux, et entravent leur dynamisme. —
Rien d'étonnant, avec de semblables désordres, que les
facultés soient lésées ; rien d'étonnant qu'avec de telles
désorganisations des inflammations mécaniques puissent se
produire ; mais, ce n'a jamais été l'inflammation qui a
ouvert et qui tient la scène. Les exsudats qu'on retrouve,
principalement dans les méninges, ne sont pas des produits
secondaires d'inflammation ; ce ne sont que des apports de
dénutrition incessamment charriés par le torrent circulatoire. C'est à celle-ci que tout le rôle de la maladie appar-
tient ainsi qu'à la congestion consécutive ; et, cette dernière
s'affirme sans cesse par des poussées qui s'exagèrent
d'autant plus qu'il y a des remittences dans l'affection.
— La caractéristique se dévoile parfaitement dans les crises
épileptiformes, ou dans les vraies attaques épileptiques de
la fin ; cela prouve de plus en plus que les congestions premières s'unissent à des congestions finales causées par la
dénutrition, et que les éléments se corroborrent mutuelle-
ment. — Ce qu'on nomme le marasme, autre terminus de
la paralysie générale, n'est autre chose que la phthysie de
la dénutrition. — Les dégénérescenses histologiques du
cerveau, globules graisseux, épaississement du tissu con-

nectif, pigments, etc. se retrouvent dans la chaîne ganglionnaire très accentués. — La raréfaction ou disparition des
éléments normaux des tissus divers de l'organisme sont
généralisés, et la preuve s'offre jusque dans les os qui sont
plus friables et plus accessibles aux fractures. — En
résumé, les conditions anatomiques étant toutes transfor-
mées, les fonctionnements physiologiques s'altèrent en
raison directe, et avec des conclusions spéciales. — Pour
ce qui concerne plus particulièrement les phénomènes ataxi-
ques si épouvantables de la maladie, cerveau, grand
sympathique, moelle épinière sont autant d'éléments dont
les actions entrent les unes dans les autres, et c'est de
l'entremêlement de toutes ces actions que proviennent les
déterminismes pathologiques si particuliers à la paralysie
générale.

L'aliénation mentale congénitale, l'arrêt ou la nullité de
développement des facultés intellectuelles et affectives sont
liés à des défectuosités si palpables du système nerveux
qu'aucun doute ne peut s'élever sur la cause de ces infirmités.

Maintenant, que le somatisme soit ébranlé dans ses
régions centrales ou périphérique par une cause quelconque, la sensibilité devient partie prenante du phénomène et l'enregistre.

Qu'un afflux plus ou moins considérable de sang ou qu'un
épanchement de ce liquide se fasse dans les centres intra-
crâniens, on assistera à des phénomènes congestifs, à des
contractures, à des accidents paralytiques, etc. — La piqûre
d'un doigt, la présence de parasites, etc., peuvent donner

lieu à des accidents névrotiques. — Que le sang se retire plus ou moins du cerveau, l'anémie se traduira par de la défaillance, des anéantissements de sensibilité ou la syncope. — Qu'un état éréthique du cerveau soit poussé à une certaine limite dans l'état de veille, le collapsus physiologique du sommeil ne sera plus qu'un repos maladif, qu'un mouvement désordonné des cellules cérébrales qui engendrera un état intermédiaire entre la veille et le sommeil, des rêves pénibles ou des cauchemars affreux. — L'excitation cérébrale de l'alcoolisme produit le même effet. — Qu'une idée fixe entretienne un état d'éréthisme permanent, ou une ataxie des cellules nerveuses ; qu'elle active outre mesure la circulation par le même mécanisme qu'une cause irritante dans un département somatique quelconque, il y aura trouble local de l'action propre de ces cellules, altération de l'intelligence. Tout le monde a plus ou moins ressenti ces effets de la machine cérébrale lancée avec trop de force, selon la juste expression de Luys.

Une tumeur du cerveau peut altérer la pensée, anéantir l'intelligence et la vie.

De même, enfin, que beaucoup d'affections des viscères conduisent à la folie, de même toutes lésions somatiques, tous troubles physiologiques engendrent des perturbations amorales.

Lésions de la sensibilité animale, lésions de la sensibilité végétative, voilà les sources de l'aliénation mentale.

On peut donc dire que les lésions organiques et les troubles physiologiques de toute sorte ont pour résultat définitif une perturbation de la sensibilité qui se traduit par un dérangement parallèle des manifestations de cette sensibilité et qui correspond en réalité aux divers états du caractère que l'on désignerait vulgairement, si la langue était assez riche, par toutes les expressions comprises entre les mots susceptible, triste ou gai, drôle, bizarre, névropathique, maniaque, fou furieux, etc.

Qui oserait, après cela, nier les progrès de la science depuis les temps où les insensés, victimes de la superstition, portaient le nom de possédés jusqu'au jour où la médecine, reprenant ses droits, a rétabli la vérité et les a justement dotés du titre de malades ?

Quel changement s'est opéré entre l'époque de barbare ignorance où les aliénés étaient traqués par la société, croupissaient dans les cachots, ou étaient brûlés comme sorciers, et le jour où Pinel brisa leurs chaînes et commença à établir les règles de la science et de la dispensation hospitalière !

On ne saurait donc aujourd'hui faire remonter la pensée à une autre origine que celle que la physiologie lui reconnaît; on ne saurait voir dans la folie qu'un symptôme tributaire de la pathologie ; et, de même que personne n'est à l'abri d'une maladie corporelle quelconque, de même personne ne peut se dire assuré contre l'atteinte d'une maladie mentale.

Châlons, typ. Le Roy. — 9601.

9 782016 156919